DU

PRURIGO CHRONIQUE

ET EN PARTICULIER

DU PRURIGO D'HÉBRA

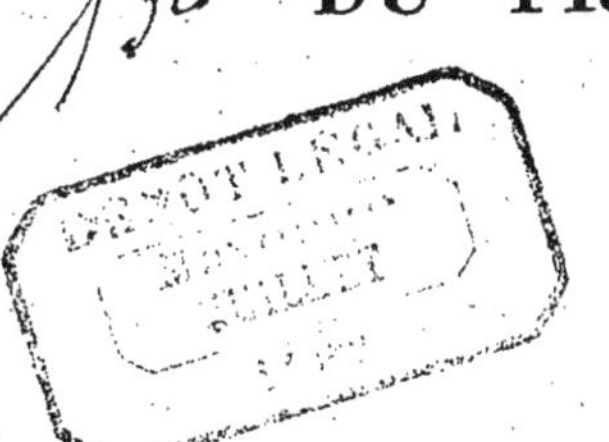

PAR

A. VINCENT

DOCTEUR EN MÉDECINE DE LA FACULTÉ DE PARIS

PARIS

ALPHONSE DERENNE

52, Boulevard Saint-Michel, 52

1882

DU

PRURIGO CHRONIQUE

ET EN PARTICULIER

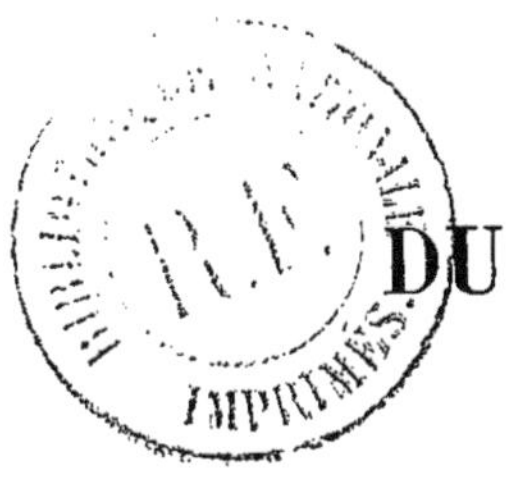

DU PRURIGO D'HÉBRA

PAR

A. VINCENT

DOCTEUR EN MÉDECINE DE LA FACULTÉ DE PARIS

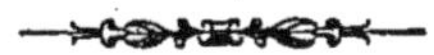

PARIS

ALPHONSE DERENNE

52, Boulevard Saint-Michel, 52

1882

A MON PRÉSIDENT DE THÈSE

M. LE Dr A. FOURNIER

Professeur de clinique des maladies cutanées et syphilitiques
à la Faculté de médecine
Médecin de l'hôpital Saint-Louis
Membre de l'Académie de Médecine
Chevalier de la Légion d'honneur

A M. LE Dr PÉAN

Chirurgien de l'hôpital Saint-Louis
Officier de la Légion d'honneur
Membre de l'Académie de Médecine

A MES MAITRES DANS LES HOPITAUX

A MES AMIS

DU PRURIGO CHRONIQUE

ET EN PARTICULIER

DU PRURIGO D'HÉBRA

INTRODUCTION

Nous avons eu l'occasion d'observer dans le service de M. le professeur Fournier à l'hôpital Saint-Louis, un cas de prurigo chronique qui nous a suggéré l'idée de ce travail. Le malade est un jeune homme de 22 ans, que l'affection dont il est atteint ramenait dans un service hospitalier pour la trentième fois.

L'allure générale de cette maladie, son début précoce, ses récidives multipliées en dépit de toutes les médications mises en œuvre, concordent si bien avec ce que nous dit Hébra, des caractères, de la marche, de la ténacité de l'affection à laquelle il assigne le nom de prurigo, qu'il nous a semblé qu'il ne serait pas sans intérêt de publier cette observation.

Nous pensions au début, qu'il nous serait facile de nous

procurer un certain nombre d'observations qui nous permettraient de donner à notre travail une base solide ; mais, nous n'avons pas tardé à nous apercevoir que nous devions renoncer à cette espérance. C'est à peine, si en parcourant les publications périodiques de ces dernières années, nous avons pu trouver deux ou trois observations se rapportant à notre sujet ; les quelques thèses qui existent sur le prurigo, traitées à un point de vue tout autre, n'ont pu nous fournir aucun document. Faut-il conclure de là, que l'affection qui nous occupe soit d'une rareté excessive? Nous ne le pensons pas. N'est-il pas probable que l'explication de cette disette doit être attribuée plutôt à la nature même de la maladie? Les malades, en effet, ne retirant de leur séjour à l'hôpital qu'une guérison momentanée, ont la tentation à chaque déception nouvelle d'aller demander leur salut à un autre traitement et à un médecin nouveau. Ils deviennent ainsi pour chaque service en particulier des hôtes intermittents et nomades qui n'attirent pas sur eux l'attention que ne manquerait pas de provoquer leur retour réitéré dans un même service.

Quoi qu'il en soit, nous nous proposons d'étudier dans cette thèse, l'affection désignée et décrite par Hébra sous le nom de prurigo chronique. Comme le professeur de Vienne, nous ne nous occuperons que de l'affection, qui, débutant dès l'enfance, se fait remarquer par sa ténacité et par son indépendance de toute origine parasitaire, et en apparence du moins, de toute diathèse.

Ce n'est pas à dire que nous adoptions la doctrine du professeur Hébra, que nous considérions le prurigo comme une entité morbide. Il nous semble plus rationnel, au contraire, d'adopter la doctrine de l'école française et de ne voir dans le prurigo qu'une affection secondaire et symptomatique d'une maladie diathésique. Mais, il n'en est pas moins vrai, que dans certains cas, l'affection causale est absolument masquée par l'affection secondaire, tandis que cette dernière occupe le premier plan pour le malade et pour le médecin. Pour cette raison, il nous semble permis d'établir une séparation au point de vue clinique entre la variété de prurigo ainsi définie et les autres variétés décrites sous les noms de prurigo *senilis*, de prurigo *localis* etc.....

Nous tenons avant de commencer cette étude à remercier M. le professeur Fournier pour la bienveillance qu'il nous a témoignée en nous fournissant les observations et les indications qui nous ont été nécessaires.

Que M. le Docteur Barthélémy, chef de clinique des maladies cutanées et syphilitiques, veuille bien agréer aussi nos remerciements pour les utiles conseils qu'il nous a donnés.

HISTORIQUE

Par le mot de Pruritus, les anciens désignaient des affections cutanées diverses, caractérisées par des démangeaisons.

Hippocrate (1) décrit une maladie de la peau accompagnée d'une vive démangeaison qu'il appelait Συσμος et ce nom changé plus tard en Κνυσμος ou Κνησμος servit chez les Grecs à désigner toute espèce de démangeaisons de la peau.

Galien (2) définit le mot (Pruritus) un picotement à la peau et l'explique comme étant la conséquence d'excreta rejetés : il admet par conséquent que ce sont les personnes affectées d' (âcretés) du sang qui sont sujettes à cette sensation.

Celse emploie le terme prurigo pour désigner une sensation qui constitue un pronostic défavorable dans les maladies.

Pline semble avoir remarqué la différence existant entre la gale et le prurigo.

Cette impression est encore plus manifeste chez Avicennes, car il dit (*in pruritu non sunt pustulæ (botor) sicuti in scabie*).

Les autres auteurs arabes employaient le nom (Essera)

1. Hippocrate aph., lib. III § 3, cap. 31.
2. Galien *opera médica.*

pour désigner toute espèce de maladie de la peau accompagnée de démangeaison.

Au XVIe siècle, Fernelius Ambianus (1) sous le titre impetigo, décrit une affection dont les caractères concordent parfaitement avec notre prurigo. Il dit : (*Cutis est asperitas dura et sicca cum ingenti prurigine, ex siccis enim pustulis fit, scabies vero ex humidis*). Mercurialis (2) 1572, établit le premier une distinction entre le pruritus maladie et le prurit, symptôme commun à un grand nombre d'affections ; mais la description qu'il donne de la maladie qu'il appelle pruritus, n'est pas assez nette pour qu'on puisse la distinguer d'autres maladies qui offrent avec elle quelque ressemblance.

Au siècle dernier, Sauvages, Lorry et Plenck (1776) ont désigné sous le nom de pruritus la simple démangeaison. Willan (1817) (3) le premier, donne une définition exacte du prurigo qu'il place dans son ordre des papules, à côté du stropulus et du lichen. Voici comment il s'exprime : *La démangeaison est un symptôme commun, à un degré plus ou moins fort, dans plusieurs maladies de la peau ; mais il y a néanmoins des cas où elle survient comme phénomène principal, où elle est accompagnée de papules de la même couleur que la peau adjacente avec des caractères particuliers suffisants pour constituer un genre distinct de maladie.*

1. *Joannis Fernelii Ambiani universa medica Franco fortii* 1592. *De externis corporis effectibus* lib. VII Cap. 4, p. 341.

2. *Mercuriali De morbis cutaneis Parisiis* 1601.

3. Willan. *Delineations of cutaneous diseases.* London 1817.

Bateman (1), tout en restant dans les mêmes termes que son maître, donne une description plus étendue en disant que le prurigo est une démangeaison intense, « ac-« crue par l'exposition à la chaleur, affectant soit une par-« tie seulement, dans quelques cas sans éruption appa-« rente, et dans d'autres accompagnée d'une éruption de « papules presque de la même couleur que la peau adja-« cente. »

Biett et plus tard Cazenave et Schedel (2), acceptent avec enthousiasme les idées de Willan. Pour eux, les papules du prurigo sont plus ou moins étendues, toujours plus larges que celles du lichen, sans changements de couleur à la peau ; elles se développent le plus souvent dans le sens de l'extension et se recouvrent par le grattage d'une petite croûte noirâtre caractéristique.

Alibert (1832) (3), frappé de la ressemblanco de la gale et du prurigo, relativement à la démangeaison, a placé dans sa classe des maladies scabieuses, le prurigo et la gale.

Rayer 1835 (4), Gibert 1840, Devergie 1847, en France ; Samuel Plumbe 1847, Green 1836, Erasmus Wilson 1871, Hunt 1847 et Thomson 1850, en Angleterre ; Riecke 1841, Fusch 1840, G. Simon 1851, J. Franck 1843, Behrend 1839, Struve 1840, en Allemagne adoptent sans les discuter les opinions de leurs devanciers.

1. Bateman. *Abrégé des maladies de la peau.*
2. Cazenave et Schedel. *Abrégé pratique des maladies de la peau.*
3. Alibert. *Précis théorique et pratique sur les maladies de la peau*, 1810, et *Monographie des dermatoses* 1832.
4. Rayer. *Traité des maladies de la peau.*

Comme Willan, ces auteurs considèrent le prurigo comme une affection spéciale, ayant son existence propre, une maladie idiopathique. Pour le plus grand nombre l'élément papuleux joue dans le prurigo le rôle principal ; c'est lui qui est la première manifestation de la maladie et c'est l'irritation toute mécanique qu'il apporte aux extrémités nerveuses qui devient la cause déterminante de la démangeaison. Cazenave (1) 1848, émet l'opinion que le prurigo a son siège principal dans le système nerveux, et provient d'une altération spéciale de ce système. Chaussit pense de même.

Bazin (2), rejetant les doctrines de l'école de Willan, s'efforce de démontrer la nature toujours secondaire du prurigo. Il attribue les modifications de volume, de forme et de nombre des papules, les variétés d'intensité de la démangeaison à la nature de la maladie constitutionnelle qui détermine le prurigo : arthritis, herpetis, scrofule.

Mais ce n'est qu'avec Hébra (3), que commence à proprement parler l'histoire de l'affection qui doit nous occuper ici.

Cet auteur (1868) reproche à ses devanciers d'avoir commis l'erreur d'associer le prurigo à d'autres affections prurigineuses de la peau, n'ayant avec lui aucune relation ni dans leur anatomie, ni dans leur pathologie, ni dans leur étiologie. Pour le professeur de Vienne, le prurigo est une maladie idiopathique, une affection de la peau en elle-

1. Cazenave : *Annales des maladies de la peau.*

2. Bazin : *Leçons théoriques et cliniques sur les affections de la peau*, 1868.

3. Hébra : *Traité des maladies de la peau.*

même et dont il ne faut pas chercher la cause ailleurs. Il restreint l'application de nom de prurigo aux seules formes correspondant aux descriptions de Willan du prurigo *mitis* et *formicans*, et réserve aux autres formes la dénomiuation de prurit cutané.

M. le professeur Hardy (1) combat cette manière de voir. Pour lui, dans la presque unanimité des cas, le prurigo n'est qu'une affection secondaire et symptomatique, soit d'une autre maladie de la peau, soit d'une altération du sang ou d'une affection du système nerveux.

1. Hardy : *in Dictionnaire de médecine et de chirurgie pratique.*

SYMPTOMES ET MARCHE

Dans tous les cas, dit Hébra (1), le premier phénomène qui se manifeste consiste en la présence de papules sous-épidermiques, du volume de grains de chenevis, plus facilement appréciables au toucher qu'à la vue, puisqu'elles s'élèvent à peine au-dessus du niveau de la peau et n'en diffèrent nullement par la couleur.

Elles sont toujours isolées, et bien qu'elles puissent survenir en toutes sortes de points, il y a des régions sur lesquelles on ne les rencontre jamais.

Elles déterminent une grande irritation, et par suite des grattages, elles s'élèvent bientôt un peu au-dessus de la surface et deviennent aussi quelquefois rouges. Des grattages répétés détruisent l'épiderme qui recouvre le sommet des papules et de cette manière on aperçoit leur contenu, parfois une sérosité transparente et incolore, d'autres fois une sérosité jaunâtre, ou bien une papille du chorion est à la fin lésée, et il s'échappe de son vaisseau capillaire une gouttelette de sang, qui se dessèche sous forme d'une croûte noire au sommet de la papule, ayant la grosseur d'une tête d'épingle. Il survient toujours bon nombre de papules, et ce processus, répété suivant l'étendue de l'éruption, produira l'aspect présenté par le prurigo ordinaire.

1. Hébra: *Traité des maladies de la peau* (*traduction de Doyon*).

Cependant, lorsque cette affection a duré un certain temps, de nouveaux phénomènes viennent s'ajouter à ceux déjà mentionnés. On remarque, s'accroissant constamment, un dèpôt pigmentaire foncé dans l'épiderme, dépôt qui évidemment provient des grattages du malade, car il correspond toujours aux excoriations et par sa distribution et par son intensité.

Dans tous les cas de prurigo de longue durée, on observe, en outre, que les légères dépressions, les lignes et les sillons, qui recouvrent la peau dans l'état de santé, deviennent graduellement plus distants les uns des autres et beaucoup plus foncés : ce phénomène est notamment remarquable sur les doigts, le dos de la main et les poignets. Les nombreux poils follets qui percent la peau partout, ainsi que ceux qui sont plus épais et plus longs, paraissent être arrachés par les ongles du malade, et s'ils n'ont pas entièrement disparu, ils sont beaucoup plus courts et plus roides qu'ils ne l'étaient dans l'état normal. Enfin, la peau elle-même semble plus dure et plus épaisse que lorsqu'elle est saine.

Bon nombre de cas de prurigo ne présentent jamais d'autres caractères que ceux-ci, à un degré plus ou moins avancé, même lorsque la maladie a persisté pendant toute la vie. Mais, dans d'autres circonstances, et dans des cas plus exceptionnels, il survient une autre série de phénomènes qu'il convient de décrire : la première particularité de ce type plus grave de la maladie, P. Formicans, P. Ferox, est que tous les symptômes caractéristiques de la forme ordinaire se manifestent à un degré plus exagéré ; les papules sont plus grosses, le prurit plus intense, les excoriations plus accusées et les croûtes sanguines plus nombreuses. Dans ces formes graves, les malades sont tourmentés par des démangeaisons insupportables, par des cuissons atroces, des élancements, des sensations douloureuses, qui sont pour eux l'objet de comparaisons diverses: à l'un, il semble qu'un fer rouge laboure la peau, à l'autre que des milliers d'insectes lui rongent les chairs, tandis qu'un troisième ressent une chaleur semblable à celle qu'il éprouverait s'il était étendu sur des charbons ardents.

Avec ces sensations, il existe un besoin irrésistible de se gratter, et pour le satisfaire, les malheureux atteints de cette affreuse affection emploient non-seulement les ongles, mais souvent encore les corps étrangers les plus durs et les plus acérés; ce n'est souvent qu'après des déchirures profondes et qu'avec la sensation de vives cuissons que le soulagement survient.

Mais, outre ces symptômes, on peut encore observer sur la pigmentation brune de la peau, entre les croûtes noires de sang desséché, que les couches épidermiques les plus élevées sont détachées des autres, sous forme de poussière farineuse blanche, adhérant à la surface, et simulant ainsi l'aspect du pityriasis nigra de Villan, ou de l'ichthyosis nacrée d'Alibert.

Dans d'autres cas de cette forme grave de prurigo, on peut voir se développer tous les phénomènes de l'eczéma rubrum, soit sur la surface entière, soit sur la plupart des points du tégument affecté, jusqu'à ce qu'on puisse être tenté de considérer le tout comme un simple eczéma, tant la maladie secondaire obscurcit les symptômes de l'affection primitive. — Ou enfin, le liquide contenu dans les papules peut devenir purulent; chaque papule se transforme en une pustule, et l'on trouve, ou une éruption pustuleuse de volume et de quantité variables, mais mêlée avec l'efflorescence primitive et se changeant ensuite en croûtes; ou si les papules sont agglomérées après leur transformation pustuleuse elles se trouvent facilement en contact mutuel, s'unissent et forment ainsi une couche purulente continue au-dessous de l'épiderme qui se dessèche en croûtes de grande dimension.

On voit d'après ce qui précède, qu'il y a bien des cas de prurigo qui peuvent, au premier abord, être pris pour tout autre affection, pour l'ichthyose, l'eczéma, l'impétigo ou l'ecthyma, parce que les papules spéciales et caractéristiques de la première maladie sont effacées par d'autres lésions plus saillantes. Afin de ne pas s'exposer à être trompé par ces phénomènes accidentels, il est nécessaire d'apprécier les signes diagnostiques du prurigo, non d'après ce que l'on peut voir çà et là sur la peau, mais d'après l'impression générale. En examinant la maladie à ce point de vue, on remarque bientôt qu'en premier lieu, sa distribution universelle et puis sa localisation particulière fournissent des caractères qui la distinguent des autres affections cutanées.

Si l'on examine les différentes régions du corps chez un malade atteint de prurigo, on trouvera le cuir chevelu complètement indemne de toute espèce d'éruption, mais les cheveux paraîtront ternes, secs au toucher, et feront souvent l'effet d'avoir été saupoudrés avec de la poussière. La figure, notamment chez les malades jeunes, est ordinairement nette et d'une couleur pâle, ou bien on peut observer quelques papules disséminées sur les joues, les unes intactes, d'autres altérées par le grattage. Il y a, toutefois, des cas dans lesquels on en trouve un nombre considérable dans cette région; elle peut devenir aussi le siège d'un eczéma impétigineux. Il est rare de voir quelques traces bien prononcées sur le cou ou la nuque; mais toute la région thoracique sur les faces antérieure et postérieure, est recouverte assez uniformément de papules, les unes appréciables seulement au toucher, tandis que d'autres s'élèvent au-dessus de la surface cutanée, de manière à devenir visibles à l'œil, et d'autres sont recouvertes d'une petite croûte de sang desséché.

La peau de l'abdomen, celle de la région lombaire et des fesses, présente un aspect analogue; mais c'est sur les membres, notamment sur leur surface dans le sens de l'extension, que l'on rencontre la forme la plus intense de la maladie.

La peau y a une teinte plus foncée que partout ailleurs, et son épaississement est en proportion de la durée de l'affection; ces lignes et ces sillons sont plus distinctement marqués sur les surfaces dans le sens de l'extension que sur celles dans le sens de la flexion, et surtout au poignet, sur le dos des mains et du cou de pied où l'on peut voir des lignes profondes et apparentes beaucoup plus séparées que dans l'état normal.

L'éruption est moins abondante au-dessus du coude que sous l'avant-bras, sur la cuisse que sur la jambe, et sur l'extrémité supérieure que sur l'inférieure. C'est au-dessous du genou qu'elle est le plus fortement développée, et là, il est facile avec un peu d'habitude, de reconnaître tous les cas de prurigo au toucher seul ; car la peau au toucher est aussi rude qu'une lime, et, lorsqu'on passe au-dessus la main fermée, elle produit un son analogue à celui qu'occasionnerait une brosse à ongle à poil court ou du papier grossier, et détermine une sensation de picotement dans les doigts. — Non-seulement dans le prurigo ordinaire, on trouve un plus grand nombre de papules et une rugosité plus accusée de la peau des extrémités inférieures, que d'autres régions, mais c'est encore là que l'on rencontre la plus grande quantité de pustules, ou l'eczéma le plus intense, quand ces accidents viennent à s'ajouter. Il est toutefois, très digne de remarque, que dans tous les cas de prurigo la peau qui recouvre le pli d'une articulation reste parfaitement intacte et paraît unie, douce et saine ou seulement dans les circonstances très rares et exceptionnelles, présente quelques papules ou un léger degré d'eczéma. — Les aisselles, les coudes, les surfaces dans le sens de la flexion des poignets et de la paume des mains, les aines, le creux poplité et la plante des pieds, sont par conséquent presque toujours indemnes à la vue et au toucher.

Lorsqu'il survient un eczéma ou un ecthyma considérable des jambes, les glandes lymphatiques les plus proches s'engorgent, notamment celles situées sur la face antérieure ou sur le côté interne des cuisses, et arrivent souvent à atteindre la grosseur du poing. Ces bubons ne sont pas nécessairement particuliers au prurigo ; mais dans aucune autre affection ils ne s'observent aussi fréquemment tuméfiés d'une manière symétrique sur chaque côté du corps : aussi pourrait-on les appeler : bubons du prurigo.

Si, à ces symptômes on ajoute une pigmentation de la peau qui marche (*pari passu*) avec les excoriations produites par le grattage, on est en possession de séries continues de phénomènes, que l'on ne rencontre complètement dans aucune autre maladie.

La marche que suit cette affection, que sa forme soit bénigne ou maligne, est éminemment chronique, persistant en général pendant toute la vie du malade, de sorte que, il n'y a aucun cas de guérison complète et spontanée.

Le prurigo ne conserve pas le même degré d'intensité durant toute la vie du malade ; il y a des périodes durant lesquelles la maladie se trouve réduite à un minimum, au point que pour ceux qui ne sont pas versés dans le diagnostic, elle pourra même paraître alors avoir disparu. C'est ce qui a lieu souvent pendant l'été, lorsque sous l'influence d'une transpiration abondante, aidée de bains fréquents, l'épiderme est adouci, perd de sa rudesse et de sa sécheresse, et n'offre plus qu'un petit nombre de papules.

Ces rémissions et exacerbations, que présente un cas de purigo pendant son évolution, ressemblent à celles que l'on observe dans toute maladie chronique.

On a prétendu que lorsque cette affection a persisté pendant un temps considérable, elle peut produire diverses autres maladies, telles que des hydropisies, des affections morales, la tuberculose, etc... Mais, il y a là une exagération : un malade peut les contracter ou toutes les autres.

On doit sans doute expliquer par une erreur de diagnostic l'idée d'une combinaison et d'une alternance entre le prurigo et d'autres affections. Mais, si l'on a soin de tenir compte de l'aspect général présenté par la dernière maladie, on n'aura aucune difficulté à la distinguer de l'autre. Exemples : Prurigo dans l'ictère, P. dans le mal de Bright, P. dans les affections cardiaques.

Mais il n'est nullement nécessaire de s'étendre sur la différence existant entre un tel état et le véritable prurigo, car si l'on étudie avec soin les circonstances concomitantes, il ne saurait y avoir de doutes quant au diagnostic.

Le prurigo, quand il s'est prolongé pendant plusieurs années, amène nécessairement des insomnies cruelles et il finit par s'accompagner de troubles gastro-intestinaux et des phénomènes ordinaires de la cachexie.

Par suite de l'insomnie et des démangeaisons atroces qui la causent, on peut voir survenir des troubles nerveux variés, des convulsions, du délire, des hallucinations et même des idées de suicide. Il en existe plusieurs exemples.

Lorsqu'on envisage le cours de la vie d'une personne affectée de cette maladie, combien dans son enfance son habitude constante de se gratter l'a fait gronder par ses maîtres, plaisanter par ses camarades, combien plus tard et notamment si elle appartient à la classe ouvrière, et si elle est dans l'impossibilité de se procurer une chambre séparée ou même un lit, elle est raillée par ses compagnes qui refuseront même de se trouver en rapport avec elle de crainte d'infection, ou parce que ses continuels grattages troublent leur sommeil; combien, si elle appartient aux classes élevées de la société, il lui est difficile de s'y mêler, de se créer un intérieur ou de se marier, on ne sera pas surpris qu'une personne tourmentée d'une manière aussi terrible prenne la vie en dégoût.

M. Doyon fait remarquer que ce désespoir est rare parce

que le prurigo existe le plus souvent dès l'enfance et que l'individu a eu tout le temps de s'accoutumer aux souffrances et aux incommodités dont il devient cause.

Dans l'exposé qui précède et que nous avons en très grande partie emprunté à Hébra, nous remarquons qu'à différentes reprises, le professeur de Vienne insiste sur l'influence qu'exercent la température et les saisons sur l'état d'exacerbation ou de rémission du prurigo. C'est en été, dit-il, lorsque sous l'influence d'une transpiration abondante, l'épiderme est adouci, que la maladie se trouve réduite à son minimum, au point que pour ceux qui ne sont pas versés dans le diagnostic, elle pourra même paraître alors avoir disparu. — Cette assertion est en contradiction avec ce que nous trouvons chez les autres auteurs. Tous, sans exception, sont unanimes pour dire le contraire : durant l'hiver, la maladie perd de son intensité, les poussées prurigineuses sont rares, relativement bénignes et de courte durée ; en été, au contraire, les périodes d'exacerbation acquièrent leur maximum d'acuité, elles sont presque continues ou séparées par de courtes rémissions ; les souffrances des malades sont accrues par la transpiration qui exaspère la démangeaison (1).

1. On a reproché à Hébra d'avoir commis une confusion de mots, d'avoir donné le nom de prurigo à une affection qui n'est autre chose que le lichen de la généralité des dermatologistes. Ce reproche est basé sur ce que certains des caractères qu'il assigne au prurigo : rudesse de la peau, épaississement de cette membrane, augmentation de ses plis, apparition et exacerbation de l'affection durant l'hiver, appartiennent incontestablement au lichen.

Mais, si l'on considère qu'en nosologie dermatologique contemporaine on n'appelle plus lichen que les affections qui sont caractérisées

Ajoutons enfin, que durant la durée des poussées prurigineuses, les démangeaisons sont continues, mais elles présentent généralement le soir périodiquement, un degré d'intensité qu'augmente encore la chaleur du lit ; chez quelques malades, ces exacerbations sont produites par le changement de temps, par le travail de la digestion, par l'ingestion d'aliments excitants et particulièrement de boissons alcooliques ; chez d'autres, le moindre mouvement, le moindre frottement, sollicitent et augmentent la démangeaison.

Quand sous l'influence d'un traitement, ou bien encore spontanément, les sujets atteints de prurigo sont délivrés des atteintes de la maladie, ils recouvrent un état de santé qui a toute l'apparence de la guérison.

La durée de cette guérison apparente est variable, elle

par une véritable papule, c'est-à-dire par un petit néoplasme saillant, plein, aplati, miliaire, soit isolé, soit confluent et en général égal à lui-même, on comprendra que c'est en toute connaissance de cause que le professeur de Vienne en a distingué une affection dont l'éruption est constituée par un néoplasme peu saillant, de volume très variable, toujours isolé, se rapprochant plus de la vésicule que de la papule.

Nous pensons donc que sous le nom de prurigo, Hébra entend une affection caractérisée par une éruption papuloïde, simple d'abord, mais s'accompagnant ensuite, quand elle a persisté pendant plusieurs années d'autres lésions essentiellement polymorphes qui peuvent dès lors lui imprimer une allure tout autre que celle qui lui est propre. Il semble rationnel d'imposer à l'ensemble des accidents le nom de l'affection initiale, puisque c'est elle qui à chaque invasion nouvelle apparaît la première et qu'en somme elle est la cause de la naissance des affections secondaires qui peuvent amener des altérations que seule elle n'aurait pas produites.

est en général, ainsi que nous l'avons vu, subordonnée à l'influence saisonnière ; mais bien d'autres causes peuvent venir l'abréger. C'est ainsi que dans certains cas, une impression morale brusque, dans d'autres un écart de régime ou un excès de fatigue, provoquent soudainement une nouvelle poussée prurigineuse et à un moment où le malade se croyait pour longtemps en sécurité.

ETIOLOGIE

Si l'on compare les unes aux autres les différentes opinions des auteurs français relativement à l'étiologie des dermatoses, on voit qu'en somme la théorie des diathèses, ou des causes constitutionnelles, tient toujours la première place dans les esprits. C'est à peine si, pendant un temps, sous l'influence des doctrines anglaises de Willan et Bateman, cette théorie a perdu du terrain. L'école anatomique française représentée par Devergie, Gibert, Cazenave, n'a obtenu qu'un succès éphémère; et, avec Bazin et Hardy, les maladies générales ont reconquis leur ancienne importance, malgré les divergences de doctrine, au sujet de l'influence respective des diverses diathèses.

Hébra, au contraire, et les médecins de l'école de Vienne nient complètement l'influence des états morbides constitutionnels sur le développement des maladies de la peau. Pour eux, toutes les dermatoses, même les fièvres éruptives, sont des affections locales. L'école anglaise s'occupe peu d'étiologie; cependant elle admet trois grandes maladies générales: la scrofule, la syphilis, la lèpre. Elle reconnaît aussi que la goutte peut donner lieu à des accidents cutanés, mais elle ne va pas plus loin. La notion des dermatoses arthritiques rhumatismales et des affections herpétiques ou dartreuses lui fait complètement défaut.

Quant à l'école de Philadelphie, elle a adopté complètement les doctrines de l'école de Vienne sur l'influence prépondérante des causes locales dans la production des affections cutanées.

En ce qui concerne le prurigo, les opinions les plus contradictoires ont été émises sur l'origine de cette affection.

Les uns, admettant une dyscrasia psorica, sont disposés à représenter le prurigo comme l'expression de la plus haute gravité de cette maladie et plus particulièrement comme provenant d'une psore invétérée.

Quelques auteurs, Schonlein et son école, ont supposé que l'urémie donnant lieu à des sueurs exagérées, à du prurit cutané, pouvait être le point de départ du prurigo. Cette hypothèse est en contradiction avec nos connaissances actuelles. L'état qui est la conséquence d'un obstacle à l'excrétion de l'urine, l'urémie, peut donner lieu à des sueurs exagérées et dans certains cas, probablement comme conséquence à du prurit cutané, mais on n'a jamais dans ces cas observé la production de papules, de vésicules, de bulles, etc....

Fidèle à la tradition de Willan, Cazenave considérant les affections de la peau comme des entités morbides, place son criterium dans la recherche du siège anatomique de la lésion élémentaire. Il émet l'opinion que le prurigo a son siège principal dans le système nerveux, et provient d'une altération spéciale de ce tissu, une hyperesthésie cutanée qui pousse à la démangeaison et au grattage, puis consécutivement, à une éruption papuleuse.

A cette manière de voir, Hébra objecte, que s'il en était ainsi, le prurit devrait précéder l'éruption. L'observation, dit-il, lui a montré qu'il en était tout autrement : ce n'est que dans les points où existent des papules que le prurit a lieu ; cette sensation diminue en raison directe de la disparition des papules et le malade est exempt de l'irritation qui le tourmentait auparavant aussi longtemps qu'on peut prévenir chez lui le retour des papules. Il est donc évident, ajoute le professeur de Vienne, que le développement des papules précède la démangeaison et qu'il est la cause de celle-ci.

Pour éviter tout malentendu, il faut néanmoins remarquer que ceci n'est vrai que pour la maladie qui mérite réellement le nom de prurigo. Car il y a des cas dans lesquels la démangeaison survient d'abord et le grattage ensuite, celui-ci produisant tous les phénomènes visibles de la peau. Or, les espèces de prurit qui ne s'accompagnent pas de changements sur la surface cutanée ne doivent pas être désignées sous le nom de prurigo.

La théorie de l'acrimonie des anciens qui supposaient l'existence d'acides dans le sang (*acrimonia sanguinis*) comme une cause d'irritation de la peau, a été soutenue jusqu'à ces derniers temps.

Quelques auteurs, Alibert surtout, ont émis l'opinion que le prurigo était une maladie héréditaire. Mais l'observation ne confirme en aucune façon cette opinion. Les cas de démangeaison cutanée attaquant des personnes qui souffrent d'hémorrhoïdes ou d'aménorrhée, etc., ne doivent pas être regardés comme des exemples de vrai prurigo.

Le plus grand nombre des auteurs qui ont écrit sur ce sujet, attribuent cette maladie au tempérament lymphatico-sanguin, ou à quelque autre cause. D'après Devergie, c'est dans la misère, la malpropreté et les chagrins qu'il faudrait rechercher les causes de cette affection.

Erasmus Wilson l'attribue à la faiblesse du systéme nerveux. Alibert a remarqué qu'elle se rencontre surtout chez des sujets dont la peau est congénitalement blanche, douce et transparente.

Presque tous la rapportent encore à l'habitation dans des logements humides et mal aérés, à l'abus des liqueurs alcooliques, à une nourriture salée, à la paresse, à l'oisiveté, et à des excès de toute nature, aussi bien qu'à un travail excessif et des veilles, etc.

Pour Hébra, toutes ces hypothèses sont erronées. D'après lui, aucun irritant de la peau n'est susceptible de produire le prurigo, aussi ne peut-il résulter ni d'une plus ou moins grande propreté, ni d'occupations spéciales, de l'emploi de certaines espèces de vêtements, de l'usage des bains, des remèdes, etc., en un mot le prurigo n'est jamais déterminé par un irritant externe quelconque.

Quant à l'âge, le prurigo n'est jamais congénital, mais il se manifeste ordinairement pendant l'enfance sous la forme d'élevures semblables à celles de l'urticaire, d'abord et en général, sur les jambes. Il disparaît de temps en temps pour s'enraciner chez le malade pendant qu'il est encore dans la première enfance (cinq ans à sept ans), variant seulement de forme ou d'intensité pendant tout le reste de la vie.

L'opinion que le prurigo survient en premier lieu à l'âge adulte est par conséquent erronée. Chaque attaque a son origine dans l'enfance quoique sous une forme papuleuse légère, qui prend graduellement avec l'âge le caractère de ce qu'on appelle le P. Formicans.

Quant au sexe, on observe plus souvent le prurigo chez les hommes que chez les femmes.

Le genre de vie et les occupations exercent seules de l'influence sur la production de la maladie qui, à coup sûr, existe presque exclusivement chez des sujets pauvres, et chez ceux qui sont mal nourris dans leur enfance. Les enfants qui ont joui d'une bonne écduation physique dans leur première jeunesse, sont en effet très rarement atteints de prurigo, aussi le rencontre-t-on presque dans la seule pratique des hôpitaux.

Par rapport aux saisons, le prurigo est habituellement aggravé pendant l'hiver, et atténué pendant l'été, notamment lorsque la température est élevée.

A cette époque, il se produit ordinairement un accroissement dans l'activité cutanée, de telle sorte que des malades qui, durant l'hiver ne transpirent que sous les aisselles et aux parties génitales trouveront leur prurigo très amélioré et la peau dans des conditions plus actives de diaphorèse.

Jusqu'à quel point des maladies générales bien connues peuvent-elles contribuer au développement du prurigo ? Il a été jusqu'à ce moment impossible de le déterminer. Hébra, sur plus de mille cas, a trouvé des personnes fortes, robustes, vigoureuses et parfaitement nourries aussi bien que d'autres affaiblies, émaciées, cachectiques ou mêmes des individus présentant des signes évidents de tuberculose, de rachitisme ou de scrofule. Il est impossible d'adopter l'hypothèse qu'il est sous la dépendance de ces dernières dyscrasies ; il est seulement permis de conclure que la scrofule, le rachitisme, etc. n'empêchent pas le prurigo, de même un malade atteint de cette dernière maladie peut devenir scrofuleux, rachitique, etc...

Cette maladie n'exclut pas non plus la présence des autres affections cutanées, telles que syphilis cutanée, gale, eczéma, impétigo, ecthyma, car Hébra l'a rencontrée associée avec chacune de ces dermatoses, sans qu'elle ait perdu pour cela de son caractère individuel ou sa marche particulière.

On peut affirmer que le prurigo n'est ni contagieux, ni occasionné par aucune espèce d'épizoa.

De tout ce qui précède, il ressort que l'on ne saurait attribuer l'origine de cette maladie à quelque influence externe perturbatrice sur la peau, ni à l'un quelconque des états constitutionnels mentionnés ci-dessus ; mais, qu'elle est, dans le sens le plus strict, une affection de la peau en elle-même.

Hébra trouve aussi facile de croire que le tégument devienne primitivement et uniquement malade, que d'admettre que des affections cutanées ne peuvent résulter que de conditions morbides réelles ou imaginaires des humeurs ou des solides de l'économie.

Si donc on cherche à établir la chaîne de causalité qui conduit au prurigo, il ne sera pas difficile d'admettre la théorie suivante qui est basée sur la notion du processus physiologiqne auquel l'épiderme doit sa formation :

Pour que l'épiderme soit parfaitement sain, il faut qu'il y ait, à tous les points de chaque papille une quantité ainsi qu'une qualité convenables de cellules épidermiques et du liquide intercellulaire qui les réunit. De telle sorte que, non seulement un changement de qualité, mais aussi le plus léger excès ou défaut dans la quantité de ces tissus épidermiques provoquera la formation de produits morbides dans la couche mince d'épiderme qui recouvre le corps. Supposons donc que, dans un prurigo commençant, les cellules épidermiques soient, pour une cause ou une autre, imparfaitement développées sur certains points des papilles cutanées, tandis qu'une petite goutte de liquide intercellulaire (blastème) s'accumule au-dessus du point où l'épiderme est en proportion anormale, cette dernière, agissant comme un corps étranger, soulèvera nécessairement la couche épidermique qui la recouvre et formera ainsi une élevure, une papule, tandis qu'en même temps sa présence agira comme un irritant sur les papilles situées au-dessous. Mais personne n'ignore que le système nerveux des papilles lorsqu'elles sont irritées, ne cause pas une sensation de douleur, mais bien une sensation qui lui est propre et que l'on connaît sous le nom de démangeaison ; cette sensation détermine à son tour un désir impérieux de se gratter, et la lésion de la peau ainsi occasionnée conduit à d'autres effets déjà examinés.

Dans les dyscrasies telles que les exanthèmes, la syphilis, la scrofule, il n'y a pas de démangeaison du tout lorsque la peau est envahie, ou elle ne survient qu'accidentellement et à un léger degré ; tandis que d'un autre côté les affections cutanées locales qui résultent de la présence d'épizoa ou d'irritants mécaniques tels que l'urtica urens, etc... s'accompagnent d'un violent prurit.

Ces faits viennent à l'appui de l'hypothèse qui admet

que dans le prurigo et dans d'autres affections cutanées, la démangeaison dépend d'une irritation mécanique des papilles et non d'une excrétion constitutionnelle quelconque.

Un autre opinion propre à Hébra au sujet de la démangeaison est la suivante : autrefois, on soutenait que le prurit de la peau indiquait que certains principes morbides, désignés sous les noms d'acretés et d'acrimonies, existaient dans le sang, ce qui était dû sans doute à une confusion entre cette sensation au tégument et celle des acides sur la langue, ou peut-être à ce qu'on généralisait l'effet de certains aliments dans la production de l'urticaire, et, avec cela, de la démangeaison cutanée. — Malheureusement cette théorie n'est nullement conforme à la vérité. Chaque personne peut se convaincre elle-même que cette idée est complètement fausse, par ce fait que des milliers d'êtres humains mangent et boivent dans les mêmes conditions sans être le moins du monde affectés de démangeaison, tandis que d'un autre côté, ceux qui souffrent vraiment d'affections prurigineuses s'abstiennent de toute cette nourriture prohibée par leur volonté ou par l'ordre des médecins, et cependant ne se portent pas mieux.

Si l'on n'apprécie plus la démangeaison à ce point de vue, mais si on l'explique par une sensation spéciale, pouvant être excitée par toutes les causes, qui, agissant avec moins d'intensité, produisent seulement une sensation de chatouillement, et, agissant avec plus de force, occasionnent de la douleur, de telle sorte qu'au chatouillement succède la démangeaison et à cette dernière la douleur ; si donc, on se place à ce point de vue, on approchera certainement plus près de la vérité. — Par conséquent, on ne sera pas surpris de constater que tout ce qui peut déterminer de la douleur peut être tantôt le résultat d'agents externes agissant directement sur la peau, tantôt celui de modifications internes, de même la démangeaison est quelquefois produite par un irritant local venant de dehors ; d'autres fois par un processus s'opérant dans l'organisme même. Il est à peine nécessaire d'ajouter que les nerfs sont nécessairement compris dans le processus, comme des conducteurs de sensation.

Si l'on applique ces réflexions à l'étiologie du prurigo, il ne sera pas difficile d'affirmer que la goutte de blastème, exsudée en conditions défectueuses ou en quantité anormale, qui constitue le contenu d'une papule de prurigo, agira comme un irritant continuel sur les nerfs de la papille et produira ainsi une démangeaison constante justement comme dans un autre cas une plus grande quantité de liquide exsudé presse plus fortement sur le derme sous-jacent et ne donne plus lieu à la sensation de démangeaison, mais à celle de la douleur.

Le professeur Hébra conclut qu'il conviendrait de restreindre le mot prurigo à l'affection dans laquelle ce symptôme est précédé par une éruption papuleuse et il le définit : Maladie cutanée spéciale caractérisée par un prurit intolérable et par le développement de petites papules ayant la même coloration que la peau saine ou seulement d'une nuance plus rouge, forme correspondant aux descriptions de Willan du P. mitis et Formicans.

Il faut donc en écarter le prurigo *senilis*, le prurigo *localis* (*pedicis*, *plantarum*, *palmarum*, *genitalium*) le prurigo *pedicularis*.

M. Doyon, le traducteur d'Hébra, relève chez cet auteur la contradiction suivante. Après avoir dit que le prurigo se rencontrait surtout chez les enfants mal nourris, Hébra déclare un peu plus loin n'avoir jamais observé que l'état de vigueur ou de débilité, de bien être ou de misére ait une influence quelconque sur la prédominance du prurigo sur telle ou telle catégorie de sujets, et M. Doyon ajoute : On rencontre souvent dans les familles nombreuses, un seul enfant atteint, les autres indemnes. Une cause interne préside donc au développement du prurigo. Cette cause interne ne serait-elle pas l'hérédité, influence qui, comme on le sait, s'exerce, dans la même lignée, sur tel ou tel enfant, suivant qu'il participe plus ou moins de la constitution de son père ou de celle de sa mère?

Bazin, considérant le prurigo comme genre, le range parmi les maladies papuleuses ; mais comme espéce considérée relativement à la cause, il admet un prurigo de cause externe, un prurigo arthritique, un prurigo dartreux, un prurigo scrofuleux.

M. le professeur Hardy, séparant le prurigo éruption, de la modification nerveuse qui se manifeste sous forme de prurit, considère le prurigo comme le résultat d'une irritation spéciale de la peau et d'une inflammation accidentelle, consécutive le plus souvent, à des causes locales et indépendantes de toute diathèse. Il le range dans les maladies inflammatoires de cause accidentelle.

Combattant la manière de voir d'Hébra, M. Hardy refuse d'admettre le prurigo au nombre des maladies idiopathiques, il pense que dans la presque unanimité des cas le prurigo n'est qu'une affection secondaire et symptomatique, soit d'une autre maladie de la peau, soit d'une altération du sang ou d'une affection du système nerveux. Et il le définit : « Affection de la peau caractérisée par l'éruption de papules de la même couleur que la peau, accompagnées de démangeaisons souvent très vives, et bientôt présentant à leur sommet une croûte noire résultant d'une excoriation par le grattage. Cette éruption est très habituellement consécutive, et sa présence doit faire penser à l'existence antérieure et concomitante d'une autre affection. » Il établit des variétés du prurigo, d'après l'intensité de la maladie, d'après sa cause, d'après son siège.

Nous pouvons résumer ainsi les opinions sur l'étiologie du prurigo.

Pour Hébra, le prurigo n'est jamais la conséquence de causes externes. Il n'admet pas que des irritations venues du dehors, et s'exerçant sur la peau d'une manière plus ou moins intense, puissent produire le prurigo. Il n'admet donc pas un prurigo de cause externe. Il ne reconnaît pas l'existence de la diathèse herpétique. Pour lui, le prurigo est une maladie de la peau en elle-même; c'est un vice dans la sécrétion épidermique, vice inhérent à l'épiderme lui-même et dont il ne faut pas chercher la cause en dehors de lui.

Pour Bazin, Hardy, Baudot, Doyon, Guibout, etc., le prurigo se rattache à des influences nées en dehors de la peau, ainsi pour eux, il y a un prurigo de cause externe, un prurigo de cause interne, un prurigo pédiculaire.

Tous sont d'accord pour reconnaître l'existence d'un prurigo herpétique ou dartreux.

Bazin décrit un prurigo arthritique, il veut aussi qu'il y ait un prurigo scrofuleux.

ANATOMIE PATHOLOGIQUE

Hébra professe que chaque papule de prurigo est formée d'une collection de liquide dans les couches les plus profondes de l'épiderme, et de l'élévation consécutive de ses couches les plus superficielles, de sorte que, dit-il, la structure de la papule a la plus grande analogie avec une vésicule ; elle n'en diffère que par la petite quantité du liquide qu'elle contient et par la plus grande épaisseur de son enveloppe. C'est par l'existence de cette sécrétion liquide au sein de la papule du prurigo qu'Hébra explique la douleur qui est un de ses caractères les plus constants.

M. Guibout (1), combat l'opinion du dermatologiste Viennois, et cela pour deux raisons :

La première, c'est qu'il n'a jamais pu voir cette prétendue sécrétion liquide dans les couches les plus profondes de l'épiderme.

La deuxième, c'est que si, comme le dit Hébra, le prurit et la douleur étaient la conséquence de la pression et de l'irritation exercées sur les nerfs de la papille par le liquide exsudé, ce liquide étant toujours déversé au dehors de la vésicule par les grattages auxquels se livrent les malades, la douleur et le prurit devraient par cela même cesser. Or, il n'en est pas ainsi. Les malades ont beau se gratter, enlever non-seulement toute l'épaisseur de l'épi-

1. Guibout. *Leçons sur les maladies de la peau*, 1876.

derme, mais encore la couche la plus superficielle du derme, puisqu'il y a toujours une effusion sanguine, la douleur, le prurit, n'en persistent pas moins avec une intensité égale.

Pour M. Guibout, la lésion mère du prurigo est une papule. Cette papule est un point du derme hypertrophié. Ce point du derme hypertrophié est une papule sensitive. C'est donc l'hypertrophie du corps papillaire sensitif du derme qui constitue en réalité le prurigo, et comme le corps papillaire sensitif du derme est le siège et l'organe de la sensibilité, cette partie du corps papillaire étant hypertrophiée et altérée dans sa texture, la sensibilité dont elle est le siège se trouvera déviée, elle sera surexcitée, et le phénomène douleur se produira.

Chaque papule du prurigo, ajoute M. Guibout, représente une sorte de petit névrôme, c'est-à-dire, une petite tumeur solide, développée, non pas comme les véritables névrômes, sur le trajet d'un nerf, mais à l'extrémité même de ce nerf, au point où viennent finir ses branches terminales, en un mot, sur la papille du derme à laquelle aboutissent les ramuscles nerveux, et autour de laquelle ils s'enroulent en se terminant.

Suivant M. le professeur Hardy (1), la lésion anatomique du prurigo est, comme dans toute éruption papuleuse, constituée par un œdème inflammatoire local, produisant l'élevure, accompagné d'une production de cellules embryonnaires entourant les vaisseaux et remplissant les espaces du tissu conjonctif. Plus tard, par suite de la prolon-

1. Hardy. *Loco-citato.*

gation du travail inflammatoire, les papilles s'allongent et s'élargisent, et le derme s'épaissit. Suivant Derby, on pourrait même observer des lésions des poils, la multiplication des fibres lisses du derme et l'accumulation de la lymphe dans les interstices du tissu conjonctif.

Hébra a constaté que les cellules épidermiques ainsi élevées sous forme de papules, renferment plus de pigment que les autres. Il fait remarquer en outre qu'en plusieurs points de la peau et notamment sur le dos des mains, autour des poignets des individus atteints de prurigo, on observe que les papilles sont plus grandes et plus complètement développées que partout ailleurs.

Il est impossible de déterminer avec certitude si l'appareil glandulaire de la peau se trouve compris avec ses autres tissus dans le processus. Mais, ce fait que la paume des mains et la plante des pieds sont constamment indemnes d'éruption, et que d'un autre côté, on voit souvent des papules traversées par un poil, indique la possibilité que les follicules sébacés soient envahis par ce processus pathologique.

L'histologie pathologique du prurigo est, comme on le voit, loin d'être suffisamment connue.

DIAGNOSTIC

Le diagnostic de la variété de prurigo qui fait l'objet de ce travail, c'est-à-dire de l'affection décrite par Hébra, et qui débutant dès l'enfance, accompagne le malade le plus souvent durant toute sa vie, est en général entouré de sérieuses difficultés. En effet, si à une période voisine du début de son invasion, la maladie peut présenter des lésions simples qui, par leurs caractères, leur siège, leur aspect tout spécial, ne permettent guère de la confondre avec aucune autre affection cutanée, il en est tout autrement à une période plus avancée. Par suite de l'état d'irritation dans lequel est entretenue la peau, d'autres affections : eczéma, ecthyma, etc., viennent le plus souvent s'ajouter à la première et masquer ses papules spéciales et caractéristiques par d'autres lésions plus saillantes.

Il sera donc nécessaire de ne pas s'en laisser imposer par ces lésions accidentelles et d'apprécier les signes diagnostiques du prurigo non d'après ce que l'on peut voir çà et là sur la peau, mais d'après l'impression générale.

Ainsi dégagée, l'éruption du prurigo se distinguera assez facilement des autres affections papuleuses — avec la gale l'hésitation ne serait possible que dans un examen très superficiel ; un peu d'attention dissiperait rapidement toute espèce de doute.

Une seule affection, le lichen, pourrait dans quelques

cas donner le change ; mais son invasion, en général tardive, la forme, le siège, la disposition le plus souvent en groupes de ses papules, leur aspect général, permettent de la distinguer.

Il est à peine besoin de dire qu'aucun caractère anatomo-pathologique ne permet encore de distinguer le prurigo que nous étudions des autres variétés soit secondaires, soit symptomatiques, auxquelles Hébra refuse le nom de prurigo et que pour un autre motif que lui nous avons écartées de ce travail. Dans le premier cas, la découverte de l'affection causale ou concomitante, dans le second l'invasion tardive et la ténacité moindre de la maladie lèveront le doute.

Nous nous contenterons donc d'exposer sommairement les caractères différentiels de la gale, du lichen et du prurigo.

CARACTÈRES DIFFÉRENTIELS

PRURIGO	LICHEN
Eléments éruptifs papuloïdes, volumineux, larges de base, aplatis, discrets, isolés les uns des autres.	Papules petites, coniques, pointues, accuminées, réunies en groupes sur une même surface.
La surface sur laquelle reposent les néoplasmes n'est pas érythémateuse.	Cette surface dans le lichen aigu est érythémateuse, avec tous les caractères d'un état congestif inflammatoire. A l'état chronique, les papules affectent la même disposition en groupes.
Par le grattage, les papules sont excoriées et bientôt couronnées à leur sommet par un caillot sanguin, dur et sec. Quand elles disparaissent, elles sont progressivement résorbées jusqu'à leur complet effacement, sans qu'il se produise aucune desquamation, aucune exfoliation ou perte de substance quelconque.	Par le grattage, les papules se recouvrent de lamelles ou croûtelles minces et foliacées.
Le prurigo siège ordinairement sur les régions les plus sèches et les plus épaisses.	Le lichen, au contraire, recherche les régions où la peau a le plus de finesse et d'humidité ; où elle est plus riche en follicules sébacés ou sudoripares.
La douleur du prurigo se produit surtout sous forme de démangeaisons, d'élancements,	La douleur du lichen, souvent tout aussi intolérable, ressemble plutôt à des picotements ; les ma-

de cuissons, de brûlures.

Le prurigo, après une certaine durée, dénature la peau, la dessèche, y détermine une hypersécrétion pigmentaire qui lui donne une teinte brunâtre bronzée. Ces taches pigmentaires sont toujours isolées, nettement et régulièrement circonscrites.

lades la comparent à des coups d'épingles, à des milliers de pointes d'aiguilles.

Le lichen dénature aussi la peau, mais c'est surtout en l'épaississant, en augmentant l'épaisseur de la saillie, le relief de ses plis, et par conséquent en rendant plus prononcés et plus creux les sillons qui les séparent. C'est surtout la couche épidermique qui est épaissie et indurée.

Les vésicules de la gale sont accuminées et rosées. La petite squame qui recouvre parfois les vésicules de la gale déchirées est jaunâtre et mince. Ses lieux d'élection sont tout autres que ceux du prurigo : on la rencontre au ventre, à la partie interne des bras, des cuisses dans le sens de la flexion, etc., les sillons, etc.

PRONOSTIC

Le pronostic est facile à déduire de tout ce qui précède. Abandonnée à elle-même, la maladie s'aggrave avec l'âge. Sous l'influence de bonnes conditions hygiéniques, de traitements convenables, on est en droit d'espérer la guérison quelquefois, et très généralement une amélioration notable.

TRAITEMENT

Les médications les plus diverses ont été tour à tour employées dans le traitement du prurigo, selon que telle ou telle doctrine était en honneur.

Hunt traita une dame de 54 ans que l'on supposait atteinte de prurigo en lui tirant 2180 grammes de sang par la saignée du bras et 450 grammes à l'aide de sangsues, en un peu moins de six mois ; lui administrant en outre du colchique à dose considérable, puis du mercure jusqu'à salivation, puis des pilules bleues, de la coloquinte, du séné, des pilules de Plummer, de la liqueur de Fowler... et tout cela sans résultat.

D'autres auteurs, Rayer et Wilson, combattaient le prurigo par la saignée du bras : la démangeaison était atténuée par la dépression consécutive du système nerveux. Cette méthode désapprouvée par Biett et par Alibert, est absolument abandonnée aujourd'hui.

On peut expliquer de même l'action d'autres méthodes déprimantes, telles que celle par les purgations continuelles, la cure par la faim... etc...

On a employé les purgatifs, les diurétiques, les diaphorétiques, les prétendus purificateurs du sang, les acides végétaux et minéraux, le soufre, la crême de tartre, les mercuriaux notamment le calomel, l'antimoine. Les régimes les plus divers ont été prescrits : proscription absolue de mets salés ou fumés, de vins, d'eau-de-vie, de thé, de café, de toute espèce d'épices.

De nos jours, pour M. Hardy et pour le plus grand nombre des dermatologistes français, la première indication thérapeutique dans le prurigo se trouve dans sa cause, et, il est évident pour eux, que pour faire disparaître l'éruption prurigineuse et ses symptômes, il faut d'abord attaquer la maladie dont elle n'est le plus souvent que la conséquence. Hébra, ainsi qu'il doit résulter de sa manière de voir, n'admet pas l'efficacité des médications internes. Pour lui, le prurigo étant indépendant de toute espèce de diathèse et incurable d'ailleurs, son traitement ne peut avoir qu'un but, celui d'atténuer les souffrances, et les remèdes externes seuls lui paraissent de quelque utilité.

Ni l'opium, dit-il, ni la jusquiame, ni le chloroforme, ni l'éther, ni l'acide cyanhydrique n'apportent le moindre soulagement.

Les narcotiques à haute dose ne procurent qu'un sommeil troublé par des rêves dans lesquels la maladie jouera un rôle non moins grand que lorsque le malade est éveillé. Les seules médications qui paraissent à Hébra véritablement utiles, sont celles qui ramollissent et enlèvent les couches les plus superficielles de l'épiderme ; elles diminuent ainsi la formation des papules, ou même l'arrêtent complètement pour le moment et apaisent ainsi le prurit.

On peut donc avoir recours à plusieurs remèdes qui remplissent cette indication.

1° L'eau sous forme de bains froids, de douches, de bains chauds, de bains de vapeur. Ces traitements, s'ils sont suffisamment prolongés, procurent quelque soulagement.

2° On obtiendrait plus rapidement un bon résultat à l'aide du savon mou.

3° Le soufre incorporé à des savons ou à des pommades est souvent de quelque efficacité.

4° Le sublimé corrosif, le plomb, le zinc, l'iode ne donnent que des résultats peu satisfaisants.

5° Le goudron, la créosote, doivent être regardés comme des remèdes actifs et favorables.

Hébra enduit ses malades avec une des préparations de goudron, qu'il étend avec une brosse de peintre, puis il fait donner un bain chaud de trois à six heures. Le bain de goudron est bien supporté, il calme les démangeaisons, diminue la formation des papules et mène ainsi à la rétrogression du prurigo. Il n'interrompt le traitement que lorsqu'il survient une vive sensation de brûlure.

Ellinger prétend avoir guéri le prurigo chez les jeunes sujets à l'aide de frictions de sable (1).

M. Hardy (2) parmi les applications locales qui peuvent diminuer les démangeaisons, signale les préparations suivantes qui fréquemment lui ont été utiles : les lotions avec l'eau alcoolisée au tiers, l'alcool camphré coupé les trois quarts d'eau chaude, avec le chloroforme étendu d'eau, avec une solution faible de sublimé corrosif (au millième), avec une solution de bromure de potassium. Les onctions avec la pommade d'oxyde de zinc ou de camphre ou de soufre.

1. *Wiener med. Wochenschr.*
2. Hardy, *loco citato.*

L'huile de cade pure ou mêlée dans diverses préparations à l'huile ou à l'axonge lui a rendu service dans certains cas; dans d'autres, il s'est servi avec avantage d'un mélange de lait d'amandes et de soufre (Lait d'amandes **100**, soufre **10** à 20).

M. Hardy conseille, en outre, les bains émollients, les bains sulfureux, les bains de sublimé corrosif (10 à 15 gr.), les fumigations cinabrées ou sulfureuses. Les narcotiques, opium, datura etc., administrés dans le but de procurer du sommeil et de diminuer l'excitation nerveuse lui ont paru, comme à Hébra, ne jouir que d'une efficacité à peu près nulle.

Le chloral, (2 à 3 gr.) le soir en potion ou en lavement lui a donné de meilleurs résultats.

Il convient en outre, ajoute-t-il, d'avoir recours aux toniques et particulièrement aux préparations de quinquina, en même temps qu'on fera appel aux modificateurs hygiéniques : changement de mauvaises habitudes, de nourriture, de veille, de réclusion, en exigeant les soins de propreté les plus absolus, changement d'air.

Les eaux sulfureuses d'Ax, de Bagnères-de-Luchon, d'Aix-la-Chapelle lui ont paru quelquefois utiles ; mais il a plus de confiance dans les eaux alcalines qui réussissent dans les affections nerveuses et particulièrement dans les eaux de Néris, de Bagnères-de-Bigorre, de Plombières, de Pleffers-Ragat, de Gastein.

M. J. Simon a conseillé dernièrement l'emploi de la pilocarpine en injections sous-cutanées (0,01 à 0,02), qu'il fait accompagner de l'administration de sirop de jaborandi à la dose 2 à 3 cuillerées à bouche pour les adultes,

2 à 3 cuillerées à café pour les enfants et comme traitement local, la pommade au goudron.

Dans cette longue série de médications, dont la multiplicité même est un témoignage du peu d'efficacité, l'emploi des préparations de goudron ainsi que le conseille Hébra, aidé de bains émollients ou alcalins mérite de beaucoup le premier rang dans le traitement du prurigo considéré comme lésion anatomique, abstraction faite de toute cause générale. Cette cause générale d'ailleurs, ne devra pas, contrairement à Hébra, être perdue de vue, c'est elle qui dictera le traitement général.

Dans tous les cas, le prurigo, étant le plus souvent entretenu par la débilité de l'économie, les toniques ne devront pas être négligés ; puis, si la situation du malade le permet, c'est dans la modification des conditions hygiéniques et morales de son existence, dans le changement d'air, le séjour aux stations thermales convenables que l'on devra chercher surtout les agents de la guérison.

OBSERVATIONS

Observation I.

Il s'agit d'un jeune homme de 19 ans. Depuis sa première enfance, il se plaignait d'un prurit très pénible et presque insupportable qui le privait de sommeil, et, depuis l'âge de 13 ans, l'empêchait d'aller à l'école. Tous les remèdes employés (pommades, savons, préparations de goudron, arsenic, etc.) n'amenèrent pas de soulagement.

Le 22 mai 1878, ce jeune homme entra à la clinique du Dr Lang, deVienne. Comme tous lesindividus atteints de cette affection, il évitait ses camarades, il était timide et craintif, et son visage avait une expression de profonde mélancolie. La peau, très pigmentée, était sèche, difficile à pincer, elle était le siège d'une desquamation abondante et recouverte, même sur le tronc et la face, de papules excoriées de différente grosseur. En outre, la peau paraissait épaissie sur le côté de l'extension des membres, notamment aux jambes et et aux avant-bras, et donnait au toucher la sensation d'une écorce d'arbre. On constatait la présence de nombreuses fissures et rhagades transversales. On voyait sur les points grattés, ainsi que sur les autres parties, de petites croûtelles de sang desséché.

Aux cuisses, un grattage ininterrompu avait produit des traînées parallèles de stries cutanées infiltrées.

Le ganglions cruraux et inguinaux étaient durs et de la grosseur d'un œuf de pigeon.

Le Dr Lang prescrivit le traitement suivant :

Chaque jour un bain sulfureux ; tous les deux jours onction sur tout le corps avec de l'huile phéniquée 1/2 pour 100, et, après chaque friction le malade restait plusieurs heures au lit, enveloppé dans des couvertures de laine.

A l'intérieur, liqueur de Fowler mélangée d'eau, à dose croissante ; la dose la plus élevée fut 20 gouttes. Une amélioration très notable se produisit.

Vers le 10 juillet, en raison de quelques accidents dus à l'acide phénique on suspendit la médication.

Huit jours plus tard, tout malaise ayant disparu, on remit le malade à l'usage des bains sulfureux et à la liqueur de Fowler.

Le 27 juillet. — Le malade, très amélioré, quitte la Clinique.

Le 19 octobre. — Il rentre à l'hôpital, mais le prurigo était à peine reconnaissable : la peau de joue était encore plus rugueuse et moins souple qu'à l'état normal, mais on ne voyait pas de nouvelles ni d'anciennes efflorescences et l'engorgement ganglionnaire était insignifiant.

Le malade est remis au traitement : chaque jour, deux bains sulfureux, onctions avec l'huile phéniquée, et trois gouttes de liqueur de Fowler.

Le 21 novembre. — On remplace l'huile phéniquée par l'huile d'olive.

Le traitement est continué, mais en diminuant graduellement l'intervention thérapeutique, et le 23 janvier 1879, ce jeune homme quitte l'hopital dans un état satisfaisant. Quatre mois plus tard, il était déclaré apte au service militaire (1).

Observation II.

Un petit garçon de deux ans est amené par sa mère à la clinique du Dr Lang de Vienne, le 17 novembre 1874.

Depuis l'âge de trois mois, cet enfant souffre d'une éruption très prurigineuse qui le tourmentait jour et nuit et donnait lieu à un grattage continuel.

1. Observation extraite de Wiener medizinische wochenschrift, nº 19, 8 mai 1880, in annales de dermat. et de syph. 1880.

Prurigo typique, principalement sur la partie antérieure des jambes ; à la face et au cuir chevelu, eczéma inpétigiueux ; sur le dos des mains pustules et papules de prurigo ; au tronc papules disséminées. — Tuméfaction et induration des ganglions cervicaux et occipitaux, cruraux et inguinaux et du creux de l'aisselle.

Les effets du grattage étaient visibles sur tout le corps. Ce petit enfant se grattait continuellement la peau avec un sentiment de satisfaction visible ; si on voulait le retenir, il se débattait en criant et en pleurant.

Pour la face, on prescrivit l'onguent diachylon, et pour le reste du corps le goudron.

Deux fois, le 29 novembre et le 2 janvier 1875, on dut interrompre le traitement, par suite de la fièvre et de la diarrhée.

Bien qu'il fut survenu quelques nouvelles papules, somme toute, il y eut une amélioration progressive à partir du 20 janvier. — Comme il ne se produisit pas de nouveaux symptômes, on ne fit plus les frictions de goudron qu'à de grands intervalles.

Le 24 janvier 1875, l'enfant quitta la clinique.

Le 30 janvier 1880. — La guérison ne s'était pas démentie depuis cinq ans, et la peau du petit malade était absolument indemne de lésions cutanées (1).

Il résulte de ces deux faits, dit le Dr Lang, auquel sont empruntées ces observations, qu'on ne doit pas considérer le prurigo comme incurable, même dans des formes graves et invétérées, que chez les enfants et chez l'adulte, il est encore permis d'espérer une guérison durable avec un traitement continué pendant un temps suffisant.

Nous ferons remarquer toutefois, que si la dernière de ces observations présente un cas de guérison qui semble peu contestable, il n'en est pas de même de la première.

1. Observation extraite de Weiner *medizinische wochenschrift* nº 19 8 mai 1880, *in annales* de Dermat. et de syph. 1880.

L'observation d'une période qui ne dépasse pas quatre mois paraît bien insuffisante pout donner la certitude d'une guérison définitive.

Observation III

Alfred L..., âgé de 20 ans, garçon boucher, entre le 12 juin 1882, à l'hôpital Saint-Louis, dans le service de M. le Dr Guibout, salle Saint-Charles, n° 25.

L'éruption se montre surtout aux membres ; le tronc et la face sont peu atteints, la paume des mains, la plante des pieds, le cuir chevelu, sont indemnes.

C'est aux jambes et aux avant-bras, sur leurs faces antéro-externes et à la partie inférieure que s'observe le plus grand nombre des papules ; sur les bras et sur les cuisses, elles sont en nombre beaucoup moindre ; elles sont rares au cou et sur le tronc ; il n'en existe pas sur l'abdomen.

Ces papules, de volume variable, sont isolées. Les unes, à leur première période d'évolution, sont peu saillantes, aplaties, dures, de même couleur que la peau sur laquelle elles reposent, d'autres et en bien plus grand nombre, sont excoriées, entourées d'un petit cercle inflammatoire et sanguinolentes, d'autres enfin, nombreuses, sont couronnées par un petit caillot sanguin, noir et très dur.

Les ganglions sous-maxillaires, cervicaux, sous-axillaires sont peu tuméfiés, l'engorgement des ganglions inguinaux et cruraux est plus notable.

Sur diverses régions et notamment sur les membres, on observe des tâches pigmentaires, isolées, traces des éruptions précédentes.

La peau est peu modifiée, à l'exception toutefois des endroits où siègent les lésions actuelles. Elle y offre une consistance parcheminée, mais sans épaississement bien notable.

Le malade est traité par les douches froides, et l'usage de la liqueur arsénicale de Fowler.

Sous l'influence de ce traitement, son état s'améliore, les démangeaisons diminuent, l'éruption ne s'étend pas et s'atténue.

Le 26 juin, le malade, imparfaitement amélioré, quitte le service sur sa demande, devant continuer le traitement chez lui.

Ce malade, d'apparence assez robuste, jouit d'une santé générale parfaite dans l'intervalle des poussées prurigineuses. Il ne présente pas de traces de rachitisme et ne paraît pas avoir d'habitudes alcooliques.

Il vit dans des conditions hygiéniques relativement bonnes.

Ses parents sont en bonne santé. De ses collatéraux au nombre de 11, 5 sont morts en bas âge de maladies aiguës, les 6 qui survivent sont tous bien portants.

Né à Paris le malade, a été élevé en nourrice à la campagne, et y est resté jusqu'à l'âge de deux ans. Cette première période de son enfance a été assez difficile ; sa santé était délicate, il était débile et peu développé.

Il n'a jamais eu de gourme, mais n'a commencé à marcher qu'à 2 ans.

Ramené à Paris, à cette époque, chez ses parents, sa santé s'est progressivement affermie, et à l'âge de 10 ans, il ne différait en rien de la moyenne des enfants de cet âge. C'est à ce moment (il avait alors 10 ans), qu'eut lieu le début de la maladie. Subitement et sans aucun prodrome, il fut atteint d'une éruption papuleuse accompagnée d'une démangeaison insupportable.

Cet état persista pendant un temps que le malade ne peut préciser. Une amélioration notable se produisit ensuite, mais elle fut de courte durée et bientôt remplacée par une nouvelle poussée prurigineuse.

Durant quatre années, le malade fut ainsi soumis à des alternatives d'excerbations et rémissions, sans que sa santé générale parût souffrir de cette situation. Pendant tout ce temps, aucun traitement ne fut institué, il ne consulta aucun médecin ; il avait toutefois contracté l'habitude de prendre fréquemment des bains.

A l'âge de 14 ans, apres une période de démangeaison qui ne différait en rien des précédentes, le malade vit, à son grand étonnement ne plus revenir l'affection aux évolutious de laquelle il était accoutumé. Il se crut alors complètement guéri, la peau, dit-il, avait repris toutes ses qualités primitives.

Pendant trois années, rien ne vient troubler sa sécurité.

Mais (le malade ayant alors 17 ans), une éruption prurigineuse survint soudainement, et, comme la première fois, sans que rien ait pu faire prévoir ce retour d'une maladie dont il se croyait à jamais débarrassé.

C'est à ce moment pour la première fois que le malade entre dans un service hospitalier. Admis dans les salles de M. le Dr Guibout, il fut traité par les douches froides et l'usage de la liqueur de Fowler. Après trois mois de ce traitement, il quitta l'hôpital se considérant encore comme guéri.

Pendant près d'une année, il n'eut à souffrir que des poussées de faible intensité qui ne l'obligèrent pas à quitter ses occupations. Une éruption moins supportable le contraignit après ce temps à recourir aux soins de l'hôpital. Après un séjour de quinze jours, durant lesquels il fut traité par des préparations à l'huile de cade, des bains, sans adjonction d'aucune médication interne, il obtint une amélioration qui persista pendant sept à huit mois.

A ce moment, nouveau séjour à l'hôpital, de trois semaines. Sous l'influence du traitement primitif : douches, liqueur de Fowler, il est de nouveau amélioré.

Enfin, le 2 juin dernier, il est ramené à l'hôpital par l'éruption actuelle qui représente, dit-il, la moyenne de celles qui l'ont précédées; les unes ayant été plus légères, les autres beaucoup moins simples quant à la nature de l'éruption et beaucoup plus douloureuses.

Observation IV

Philomène G..., âgée de 15 ans, mécanicienne, entre le 10 juin à l'hôpital Saint-Louis, dans le service de M. le professeur Fournier, salle Henri IV, nº 25. Ses ascendants sont bien portants, ainsi que l'un de ses frères, l'autre, constamment maladif, est atteint d''une tumeur blanche.

La malade présente des caractères strumeux manifestes. Elle a été atteinte d'une gourme abondante, d'un glandage cervical prononcé et d'un bubon cervical gauche consécutif. Elle a eu la rougeole.

Réglée à l'âge de 13 ans et demi, ses règles ont été depuis fort irrégulières, ne durant le plus souvent qu'une demi journée et fréquemment séparees par une interruption de deux ou trois mois.

Appétit généralement bon, mais diminué et même disparu depuis huit jours. Assez souvent des tiraillements d'estomac.

La malade porte actuellement sur la face externe des deux membres supérieurs dans toute leur étendue, sur le dos des pieds, sur les jambes et sur la face externe des cuisses, une éruption à papules isolées qui offrent les caractères du prurigo. Quelques papules s'observent aussi sur la face et principalement sur le front. Cette éruption qui a débuté l'été dernier, n'a fait que s'étendre depuis lors, évoluant par poussées successives. Elle est très purigineuse. La démangeaison est excitée par les fatigues, les émotions, la chaleur, et surtout le soir par la chaleur du lit.

Traitement. — Pommade au goudron, bains sulfureux.

Ce cas ne peut être considéré comme appartenant à l'affection décrite par Hébra.

Observation V

Léon G..., âgé de 10 ans, entre le 3 juin à l'hôpital Saint-Louis, dans le service de M. le professeur Fournier, salle Saint-Louis, n° 17.

L'affection prurigineuse dont souffre ce malade, date de quatre années ; elle n'a jusqu'à ce moment été l'objet d'aucun traitement. Elle est constituée par une éruption granuleuse, étendue des joues aux malléoles, prononcée surtout aux joues et aux membres, face postéro-externe. Cette éruption polymorphe, présente à côté de fines papules excoriées, de petites pustules recouvertes de croûtelles noirâtres et dures. La peau est notablement épaissie et très sèche.

La pigmentation est peu prononcée et mal délimitée.

La petitesse des éléments éruptifs est notable.

Le cou et les joues sont très atteints.

Traitement : onctions avec mélange d'huile de cade et d'huile de foie de morue. Bains.

L'état du malade s'améliore rapidement. Le 21 juin, il quitte l'hôpital guéri.

Cet enfant, né à Paris, est profondément strumeux. La pâleur, la maigreur, le refroidissement des extrémités, un certain degré de cyanose des orteils, la forme plate des pieds, sont autant de signes de lymphatisme.

D'autre part, le genou gauche est le siège d'une tumeur blanche à la suite de laquelle l'enfant a été soigné à Berck-sur-Mer pendant plusieurs années.

La tumeur blanche semble aujourd'hui arrêtée et s'est terminée par ankylose, qui maintient la jambe dans la demi-flexion ; de là un certain degré d'atrophie musculaire tant à la cuisse qu'au mollet.

Le malade présente de plus une gibbosité très prononcée, occupant presque toute la colonne dorsale (mal de Pott), ayant déterminé l'éboulement antérieur de la colonne et en même temps un certain dégré de scoliose à convexité gauche. D'ailleurs l'enfant ne ressent aucune douleur à ce niveau.

Nous remarquons que la petitesse des papules qui constituent l'éruption dont cet atteint est enfant ne permet guère de les regarder comme appartenant au prurigo décrit par Hébra ; le cou, les joues sont beaucoup plus atteints que dans cette dernière affection. La pigmentation est aussi moins prononcée, sa délimitation moins nette. Ces caractères, la disposition papuleuse très nette que l'on observe aussi sur le dos des mains, militent en faveur du lichen strofulus (strofulus pruriginosus de Hardy).

Observation VI.

Joseph D.... âgé de vingt-deux ans, entre le 20 mai 1882 à l'hôpital Saint-Louis, dans le service de M. le professeur Fournier, salle Saint-Louis, n° 58. Il est amené pour la trente-deuxième fois dans un service hospitalier par l'affection dont il est atteint et dont nous retracerons l'historique un peu plus loin.

L'éruption est actuellement généralisée. C'est aux avant-bras et aux jambes qu'elle est le plus abondante, elle en occupe surtout le région postéro-externe, s'étend jusque sur le dos des mains et des pieds, mais laisse leurs faces palmaire et plantaire absolument indemnes. Sur les bras et les cuisses elle est abondante encore, moins cependant que sur les avant bras et les jambes ; elle devient plus rare sur le tronc et tout à fait discrète sur la face, le cou et l'abdomen. Le cuir chevelu n'est pas atteint.

Les papules qui constituent cette éruption ont un volume qui varie depuis la grosseur d'un grain de millet jusqu'à celle d'une lentille ; elles sont isolées. Les unes sont intactes, peu saillantes, aplaties, de la même couleur que la peau ; les autres sont ou bien excoriées et légèrement enflammées à leur pourtour, ou bien desséchées et recouvertes d'une croûtelle noirâtre caractéristique.

Partout, et surtout dans les régions les plus atteintes, on remarque de nombreuses traces de grattage sous forme de lignes sanguinolentes formées par les papules récemment excoriées et marquant le trajet suivi par les ongles du patient.

Les ganglions sous-maxillaires, cervicaux, inguinaux et cruraux sont manifestement tuméfiés.

La peau est dure, parcheminée, épaissie notablement dans les régions où siègent les lésions actuelles, mais elle est peu altérée en consistance et en épaisseur partout ailleurs.

Sur presque toute la surface du tégument, on trouve des taches pigmentaires d'un gris foncé, isolées et bien circonscrites, laissées par les nombreuses éruptions précédentes et abondantes surtout aux lieux d'élection de l'éruption du prurigo.

Le malade est traité par des onctions sur toute la surface cutanée avec de la pommade au goudron, et des bains alcalins.

L'état du malade s'améliore rapidement, l'éruption s'atténue, les démangeaisons perdent leur acuité.

Le 10 juin, il quitte l'hôpital avec toute l'apparence d'une guérison parfaite.

26 juin. — Une nouvelle poussée, aussi intense que celle dont il vient d'être débarrassé il y a peu de jours, oblige le malade à solliciter une trente-troisième fois son admission à l'hôpital. Il est reçu par M. le Dr Ollivier, dans le service duquel il est actuellement.

Le malade est un sujet de force moyenne; son facies indique un tempérament nerveux; son caractère est vif et irritable; sa chevelure est très développée à l'inverse de la barbe et des sourcils. Il a toujours vécu dans des conditions hygiéniques relativement bonnes, n'a jamais eu la syphilis ou de rhumatismes et il n'use qu'avec modération de boissons alcooliques.

Quant à ses ascendants, son père, âgé de 55 ans, a toujours joui d'une bonne santé, son caractère est irritable et il se livre à des excès alcooliques, mais depuis une dizaine d'années seulement. De ses deux collatéraux, un pére et une sœur, l'un est âgé de 70 ans, et se porte bien, l'autre est morte à un âge très avancé.

Sa mère, âgé de 60 ans, est également bien portante. De ses collatéraux; 2 sont morts, 2 vivent encore et se portent bien.

Il n'y a pas eu d'aliénation mentale, ni de maladies de peau dans la famille.

Enfin, les collatéraux du malade ont été au nombre de 13 ; 8 sont morts, les 5 qui survivent n'ont eu aucune maladie dont il aït gardé le souvenir.

Pendant son enfance, le malade a été atteint d'accidents strumeux qui ont persistéjusqu'à sa sixième année. C'est à l'âge de trois ans qu'il fut atteint pour la première fois par l'affection prurigineuse, qui depuis lors ne l'a pas pour ainsi dire jamais quitté.

Les poussées éruptives, d'abord de faible intensité, ont été augmentant progressivement en durée et en acuité. Les rémissions sont devenues de plus en plus courtes, de plus en plus rares. Pendant longtemps, l'affection fut abandonnée à elle-même et ce n'est que vers l'âge de douze ans que le malade vint demander des soins à l'hôpital Sainte-Eugénie. Il vint ensuite aux consultations de l'hôpital Saint-Louis, pris commença la longue série des séjours qu'il y poursuit encore. Depuis six ans, il passe dans cet hôpital la plus grande partie de son existence ; il y séjourne, en effet, environ huit mois chaque année.

Chez lui, chaque poussée prurigineuse est précédée de quelques prodromes qui sont constants. La veille ou l'avant veille de l'invasion, il éprouve un sentiment de fatigue générale suivi bientôt de douleurs dans les régions ganglionnaires et principalement dans les régions sous-maxillaires, épitrochléennes, inguinales et crurales, puis l'éruption papuleuse et une démangeaison intolérable surviennent simultanément.

Aucuns troubles généraux ne se manifestent, l'appétit est conservé, exagéré même et compense ainsi la fatigue qui résulte de la privation de sommeil.

L'intensité de la démangeaison n'est pas constamment la même. Elle s'accentue régulièrement chaque soir : dans le jour elle est moindre, mais les causes diverses peuvent venir accidentellement la surexciter : la fatigue, des émotions, etc.

La nuit la démangeaison est toujours plus accentuée, exaspérée qu'elle est par la chaleur du lit, la transpiration.

La durée de ces poussées purigineuses est excessivement variable. Tantôt elles se prolongent durant plusieurs mois, tantôt elles ne durent que quelques semaines. C'est en hiver seulement que les périodes de rémission l'emportent en durée sur celles des exacerbations; l'intensité de la démangeaison est également moindre en cette saison. Mais en été, les rémissions sont excessivement rares, les poussées prurigineuses y acquièrent leur acuité maxima, suivant d'ailleurs d'une façon à peu près régulière quant à l'intensité les oscillations du thermomètre. Au point de vue de l'éruption, il existe aussi une grande irrégularité. Tantôt, l'éruption est simple, constituée seulement par des papules de prurigo, tantôt au contraire des pustules d'ecthyma, d'impétigo viennent attirer surtout l'attention et masquer l'affection principale, ainsi qu'il résulte de la lecture de quelques observations prises sur ce malade il a quelques années. Puis, le tout guérit et à quelque temps de là, est remplacé par une éruption nouvelle qui présente un tout autre aspect.

Les traitements les plus divers ont été successivement mis en usage ; il nous suffira d'en rapporter quelques uns :

Pendant plusieurs mois et à différentes reprises il a été soumis à l'application sur toute la surface cutanée de bandes de caoutchouc, puis de bandelettes de diachylon.

A des onctions avec l'huile de cade, ont succédé des injections sous-cutanées de pilocarpine (2 injections par jour continuées pendant un mois).

D'autres fois, c'est au sulfate de cuivre ammoniacal qu'on a eu recours, en adjoignant à cette médication interne les frictions avec de l'huile de cade et les bains sulfureux.

Puis, les lotions vinaigrées, chloroformées ont été essayées; les bains de vapeur, les douches, le glycéré d'amidon ont été successivement employés seuls ou concurremment avec d'autres topiques.

Plusieurs fois, il a été soumis au traitement de la gale, à des fumigations cinabrées, à des lotions avec l'eau blanche, la solution de nitrate d'argent, aux frictions avec du savon noir, à l'usage continu des cataplasmes, de fécule, aux onctions avec la pommade de goudron.

Toutes ces médications ont agi d'une facon efficace, à l'exception toutefois de la solution de nitrate d'argent, mais à des degrés divers.

La pommade au goudron paraît avoir fourni les meilleurs résultats : son action a toujours paru plus rapide et plus complète que celle des autres médications, puis vient l'huile de cade. Les émollients (cataplasmes, cérat) atténuent rapidement la démangeaison, mais ne paraissent pas avoir d'influence sur la durée de l'éruption.

Observation VII

Marie R..., journalière, entre le 15 juin à l'hôpital Saint-Louis, dans le service de M. le professeur Fournier, salle Henri IV, n° 35.

Ses parents sont en bonne santé, ainsi que ses frères. Elle a eu un peu de gourme pendant son enfance. Réglée d'une façon régulière depuis l'âge de 18 ans, ellle a eu d'un premier mariage un enfant âgé aujourd'hui de sept ans et bien portant. Il y a trois ans, à la suite de la mort de ce premier mari et de revers de fortune, la malade a éprouvé de violents chagrins qui lui ont troublé pendant un mois les facultés mentales.

Remariée il y a un an, elle eut de ce second mariage un enfant qui mourut à l'âge de trois semaines.

C'est vers le sixième mois de la gestation de cet enfant que se manifestèrent les premières atteintes de l'affection qui l'amène à l'hôpital. A cette époque, une éruption papuleuse, accompagnée d'une vive démangeaison se produisit sur les bras d'abord, puis se porta successivement sur les jambes et sur le tronc. Cette éruption demeura longtemps limitée à ces régions et ce n'est que depuis trois semaines qu'elle a envahi le cou et la face. Le cuir chevelu, la face palmaire des mains, la face plantaire des pieds sont demeurés indemnes.

Les papules qui constituent cette éruption sont nombreuses, petites, très rapprochées, mais isolées cependant. Beaucoup sont excoriées, tandis que d'autres sont recouvertes d'une croûtelle noire.

La démangeaison est très intense, plus vive la nuit que le jour et augmentée par la chaleur du lit.

Depuis un an qu'existe cette affection, elle n'a pas eu de rémission véritable ou durable. Les bains d'amidon, seul traitement employé jusqu'à ce moment, produisent un apaisement qui ne persiste pas au delà de 24 heures.

L'éruption s'éteint de plus en plus et la démangeaison reste aussi vive qu'au début.

La malade est traitée par la pommade au goudron et les bains sulfureux.

Le 10 juin, elle quitte le service sur sa demande, imparfaitement améliorée.

Observation VIII

Emile R., âgé de 13 ans, apprenti serrurier, entre le 22 mai 1882 à l'hôpital Saint-Louis dans le service de M. le Dr Besnier, salle Saint-Léon no 14.

L'éruption dont est atteint ce malade, est généralisée. Les jambes, les avan-tbras, les bras, les cuisses sont les régions les plus affectées, sur le tronc l'éruption est plus rare ; les mains, les pieds, la face, le cuir chevelu sont respectés. C'est à la partie inférieure des avant-bras et des jambes que l'on observe les lésions les plus nombreuses, surtout au-dessus des poignets et des malléoles. Elles y occupent toute la circonférence du membre ; sur les bras et sur les cuisses, la totalité de la surface cutanée est également atteinte.

Les éléments de cette éruption sont polymorphes ; à côté de papules caractéristiques du prurigo, on trouve d'autres éléments, des vésicules confluentes qui appartiennent à de l'eczéma. Ce sont même ces lésions eczémateuses qui de prime abord attirent le regard et ce n'est qu'avec de l'attention que l'on constate la présence des papules propres au prurigo.

A côté de nombreuses traces de grattage, on remarque des papules nombreuses recouvertes de leur petite croûtelle noire, puis des plaques plus ou moins larges d'eczéma, les unes laissant suinter une légère sérosité, les autres présentant une surface sèche et fendillée.

Le malade est en proie à des démangeaisons très vives, insupportables la nuit et le privant presque entièrement de sommeil.

Il est soumis à des frictions avec l'alcool camphré. Ce traitement ne fait qu'exaspérer la souffrance, on lui substitue bientôt les bains d'amidon, qui ne produisent pas une amélioration bien appréciable.

A partir du 24 mai, le malade continue les bains d'amidon auxquels on adjoint l'enveloppement permanent de la surface cutanée avec des bandes de caoutchouc.

Ce traitement est d'abord mal supporté par le malade, qui se plaint que ses souffrances sont augmentées. Cependant sous cette influence, les plaques d'eczéma se dessèchent, entrent en voie de régression. L'éruption prurigineuse reste pendant quelques jours stationnaire, puis elle s'atténue peu à peu, en même temps que la démangeaison perd progressivement de son intensité.

Le 30 juin, le malade quitte l'hôpital dans un état à peu près satisfaisant.

Cet enfant, né à Paris, d'un tempérament lymphatique, jouit d'une bonne santé habituelle. Il n'est pas très développé pour son âge' mais son aspect général n'indique rien de maladif. Il n'a jamais eu de gourme, et n'a le souvenir d'avoir fait aucune maladie grave ; il a toujours vécu dans des conditions hygiéniques convenables.

Il présente un engorgement appréciable des ganglions sous-maxillaires, cervicaux, axillaires, inguinaux et cruraux.

Son père, ouvrier serrurier, est en bonne santé. Sa mère, morte il y a un mois de péritonite consécutive à un accouchement, s'est toujours bien portée. Ses collatéraux, deux frères et une sœur sont bien portants ; aucun, pas plus que les ascendants, n'a été atteint de maladies de peau ou de rhumatismes.

Les premières années de l'enfance du malade se sont passées à Paris. Au moment de la guerre, il a été envoyé ches ses grands parents, à la campagne, et s'y est trouvé dans des conditions ne laissant rien à désirer au point de vue de l'hygiène.

C'est là qu'apparurent les premières manifestations de la maladie qu'il a conservée depuis. Le malade attribue l'origine de l'invasion prurigineuse dont il fut alors l'objet à la frayeur qu'il a éprouvée en présence de la terreur causée dans son entourage par l'arrivée des troupes allemandes dans le village où il se trouvait. L'éruption et la démangeaison apparurent subitement et simultanément et depuis elles n'ont jamais à proprement parler cessé d'exister. L'enfant avait alors trois ans.

Les poussées éruptives, variables en aspect, en durée et en intensité ont constamment suivi l'influence saisonnière ; plus intenses et plus prolongées en été, elles s'atténuent durant la saison froide.

Ramené à Paris, chez ses parents, après la guerre, l'enfant s'est à différentes reprises présenté aux consultations externes des hôpitaux et sur les conseils qui furent donnés, il fut traité par la pommade au goudron et les bains sulfureux.

Ce traitement fut constamment suivi d'un bon résultat : sous son influence les démangeaisons devenaient moindres, en même temps que la durée des périodes d'exacerbation semblait diminuée.

Mais, en dépit de ces améliorations momentanées, l'affection ne paraît jusqu'à présent nullement modifiée.

Observation IX

Blanche R... âgée de 11 ans, entre le 10 juin, à l'hôpital Saint-Louis, dans le service de M. le professeur Fournier, salle Henri IV, n° 18.

La malade est atteinte de la poussée prurigineuse actuelle depuis le mois d'avril. L'éruption est caractérisée par des papules de volume inégal, les unes grosses comme une tête d'épingle, les autres atteignant jusqu'au volume d'une lentille. Quelques unes de ces papules sont intactes, dures et de la même couleur que la peau qui les entoure, les autres, et c'est le plus grand nombre, sont ou bien excoriées récemment et sanguinolentes, ou bien terminées à leur sommet par une petite croûte noire et dure. Elles sont isolées, disséminées d'une façon discrète sur les avant-bras, la partie antérieure du thorax, le dos, les cuisses, l'abdomen, les jambes. Deux ou trois petites papules existent sur le front, le reste de la face, le cuir chevelu, les mains, les pieds ne sont pas atteints.

La démangeaison que la chaleur exagère n'est pas très violente, le sommeil de l'enfant n'est que rarement interrompu (le grattage en effet est inconscient et se fait pendant le sommeil). L'appétit est bien conservé.

Traitement. — Pommade au goudron. Bains sulfureux.

Les parents de cette malade sont en bonne santé, son frère, âgé de 10 ans, est également bien portant.

Elle n'a jamais eu de gourme, mais on constate de l'adénopathie cervicale.

L'invasion de la maladie date de 2 ans. La présente éruption apparut à l'époque des chaleurs et disparut spontanément à l'entrée de l'hiver.

Il en fut de même l'année dernière.

Aucune de ces éruptions n'eut, d'ailleurs, plus d'intensité que celle qui existe actuellement. La santé générale de l'enfant est restée assez bonne ; elle n'a jamais de fièvre, et à part quelques douleurs de tête qui reviennent presque tous les mois, aucun trouble particulier n'accompagne l'éruption.

CONCLUSIONS

L'affection décrite par Hébra, sous le nom de prurigo chronique, considérée comme forme clinique (abstraction faite de toute théorie doctrinale quant à son étiologie), mérite d'être séparée des autres formes de prurigo désignées par les auteurs français sous les noms de prurigo senilis, prurigo localis, etc.

Son invasion précoce, sa résistance aux agents thérapeutiques, sa marche intermittente, la succession de poussées à gros éléments éruptifs papuloïdes dont l'ensemble réalise bien un type morbide tout spécial, lui donnent des caractères suffisamment nets et tranchés pour justifier et même nécessiter cette séparation.

Elle est relativement rare, en France du moins ; elle se développe dès le premier âge.

Sa marche toujours intermittente, se compose de périodes d'exacerbation et de périodes de rémission ou même de guérison apparente dont la durée paraît subordonnée à l'influence des saisons, de la température, et accidentellement à des influences hygiéniques, morales, etc.

L'éruption laisse comme traces, des taches pigmentaires toujours isolées, toujours nettement et régulièrement circonscrites, toujours un peu plus étendues que l'élément éruptif dont elles procèdent et qui sont utiles pour le diagnostic rétrospectif lorsqu'on se trouve en présence d'une poussée nouvelle.

Le traitement devra s'adresser :

1° A la lésion anatomique, au moyen d'applications locales parmi lesquelles les préparations de goudron aidées de bain émollients, alcalins ou sulfureux, de douches, etc., méritent la préférence.

2° A la cause générale qui devra toujours être recherchée et qui dictera le traitement général.

3° Dans tous les cas, à la débilité de l'économie, par les toniques, les modificateurs hygiéniques : changement de mauvaises habitudes d'alimentation, de veille, etc., changement d'air, séjour aux stations thermales, etc.

Imp. A. DERENNE, Mayenne. — Paris, boulevard Saint-Michel, 52.

www.ingramcontent.com/pod-product-compliance
Ingram Content Group UK Ltd.
Pitfield, Milton Keynes, MK11 3LW, UK
UKHW020954180726
13838UKWH00003B/1321